AF363906

Mai 1891

ANNALES DE MICROGRAPHIE

SPÉCIALEMENT CONSACRÉES

A LA BACTÉRIOLOGIE

AUX PROTOPHYTES ET AUX PROTOZOAIRES

RÉDACTEUR PRINCIPAL

P. MIQUEL, Docteur en médecine, Docteur ès-Sciences
Chef du Service micrographique à l'Observatoire municipal de Montsouris

SECRÉTAIRES DE LA RÉDACTION

FABRE-DOMERGUE, Docteur ès-Sciences, Directeur adjoint
du laboratoire de Zoologie maritime de Concarneau.
Ed. DE FREUDENREICH, Chef du Service bactériologique
de la Station agricole de la Rütti (Berne).

Contribution à l'étude des microbes de l'intestin grêle
Par le Dʳ **V. BOVET**

PARIS

GEORGES CARRÉ, ÉDITEUR

58, RUE SAINT-ANDRÉ-DES-ARTS

CONTRIBUTION A L'ÉTUDE DES MICROBES DE L'INTESTIN GRÊLE

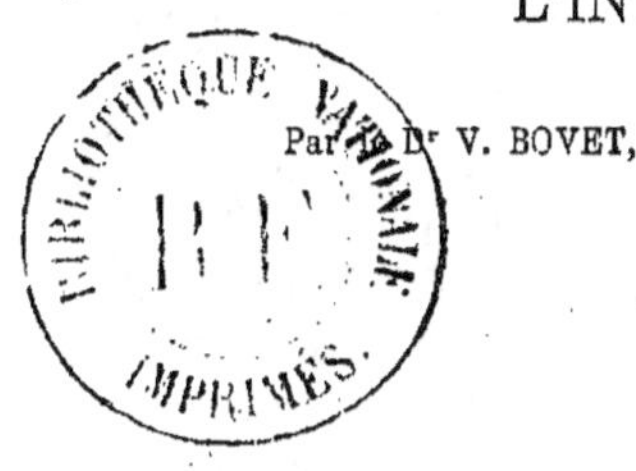

Par le Dr V. BOVET, privat docent à l'Université de Berne

L'été dernier, une femme de 58 ans mourait à l'hospice de la Waldau, d'une entérite symptômes rappelant ceux du choléra. A l'autopsie l'on constate dans l'intestin grêle les traces d'une inflammation aiguë, l'estomac et une partie du dit intestin renferment un liquide couleur café au lait, légèrement rosé, ne répandant pas l'odeur des matières fécales, mais bien plutôt l'odeur fade de la farine.

L'examen bactériologique de ce liquide (1) transmis au laboratoire de M. le professeur Nencki ne révèle la présence d'aucun micrococcus de quelle espèce que ce soit, pas plus que de bacilles du choléra et du typhus ; on y trouve une grande quantité de petits bacilles répondant presque exclusivement à un seul et même type ainsi que le démontrent des cultures sur plaques de gélatine.

Constatant que ce microbe n'était identique à aucune espèce déjà décrite pour l'intestin et pensant qu'il pouvait être en rapport avec l'affection ayant amené la mort, nous entreprîmes d'en déterminer les conditions morphologiques et biologiques et d'étudier ses propriétés pathogènes.

Il s'agit d'un petit bacille court, mesurant environ 1 à 1μ,5 d'épaisseur et de 2 à 4 μ de longueur, isolé ou par deux, mais ne formant jamais de chaînes plus longues ; il est animé de mouvements oscillatoires et giratoires très vifs.

---

(1) Ce premier examen a été fait par notre collègue le Dr Macfadyen.

Observé dans des cultures jeunes sur de l'agar sucré, 24 heures après l'inoculation par exemple, il se déplace davantage et avec une grande rapidité, de sorte que l'on croirait voir un essaim de moucherons sous le microscope.

Il se colore assez bien au moyen de la fuschine carbolisée ou d'une couleur d'aniline acide telle que la safranine ou le brun de Bismarck, moins bien par les autres procédés généralement en usage.

Il se décolore facilement par l'acide nitrique dilué.

Ce microbe croît très rapidement à la température de 37°, beaucoup plus lentement à celle de 15 à 18°, sur la gélose peptonisée ordinaire, sucrée ou glycérinée, sur la gélatine, les bouillons, solutions de sucre, pommes de terre, etc.

A la température de 15 à 18°, il forme en trois fois 24 heures à la surface de la gélatine un enduit d'un blanc grisâtre un peu diaphane, circulaire ou ovale, très légèrement renflé et ondulé à sa périphérie, pendant que, dans la profondeur sur tout le trajet de l'aiguille de platine, il se développe une traînée granuleuse d'un gris tirant sur le brun.

Jamais, même après plusieurs semaines, il ne se produit de liquéfaction dans la gélatine.

Sur l'agar, les cultures présentent à peu près le même aspect : à 37° la croissance est fort rapide et déjà constatable après 10 heures.

Lorsque l'agar est fraîchement préparé et humide, l'enduit moitié transparent gagne en peu de temps toute la surface dans l'éprouvette ; sur l'agar sec il reste plus circonscrit.

Lorsque la substance contient du sucre ou de la glycérine, l'on voit se produire, dans toute la profondeur, des bulles de gaz de forme lenticulaire ; sur les plaques, l'inoculation à la surface provoque la formation d'un ruban grisâtre et transparent ondulé sur ses bords.

Sur la pomme de terre les cultures se présentent sous la forme d'un enduit épais rappelant la purée de pois, mais d'un jaune moins prononcé qui passe au gris sale en vieillissant.

Le microorganisme ne semble pas développer de spores et ne présente pas une grande résistance à la chaleur.

Il se multiplie sur l'amidon mais sans saccharifier cette substance ; des essais avec la liqueur cupro-potassique, répétés tous les jours, ne nous ont jamais révélé la présence de sucre à aucune époque de l'évolution des cultures.

Il en est de même pour le bouillon additionné d'amidon.

Essentiellement aérobie, il ne se multiplie qu'avec une extrême lenteur dans les cultures recouvertes d'une couche de paraffine liquide : sa croissance devient encore plus lente dans l'éprouvette double, hermétiquement fermée, et dans laquelle l'oxygène a été complètement absorbé par une solution alcalinisée de pyrogallol.

De même aussi, dans les plaques anaérobies de Kitasato et les éprouvettes closes où l'air a été remplacé par un autre gaz, tel que l'hydrogène ou l'acide carbonique.

Dans ces cultures le développement reprend immédiatement si on laisse pénétrer dans l'éprouvette de l'air stérilisé.

Nous n'avons donc pu soumettre à une analyse exacte les gaz produits par ce microbe

Dans un ballon de 3 litres d'une solution de sucre de raisin l'air ayant été remplacé par de l'hydrogène, nous ne pûmes pendant 15 jours recueillir que 80 centimètres cubes de gaz essentiellement hydrogène et contenant 6 p. 100 d'acide carbonique, tant cet organisme s'était peu accommodé de ce milieu gazeux.

Deux analyses nous ont servi à déterminer les produits de la fermentation provoquée par le microbe en présence de l'air, dans des solutions de sucre de raisin. Des ballons contenant 3 litres d'eau, 150 grammes de sucre de raisin et 60 grammes de carbonate de chaux, destiné à fixer les acides qui auraient forcément entravé le développement du microbe, sont maintenus 10 à 15 jours à la température de 37°.

Pendant ce temps, les microbes se sont multipliés en grand nombre, l'examen microscopique et les inoculations de contrôle démontrent la pureté de la culture.

Le liquide est décanté de façon à séparer le dépôt de carbonate de chaux.

I. *Le dépôt de carbonate de chaux* est additionné d'acide

chlorhydrique pur, agité avec un mélange d'alcool et
d'éther ; la portion éthérée séparée est débarrassée de
l'éther par distillation, filtrée, évaporée à l'exsiccateur; les
cristaux formés, repris par une petite quantité d'eau ; le
liquide filtré, recristallisé, les cristaux séchés et sublimés ;
le point de fusion en est 180° ; chauffés sur la plaque
de platine, ils répandent l'odeur caractéristique provoquant
la toux : il s'agit donc d'acide succinique.

II. Le *liquide décanté* est distillé :

a). Le *résidu de la distillation* est additionné d'acide
oxalique, filtré, évaporé au bain-marie jusqu'à consistance
sirupeuse, agité avec de l'éther, décanté, l'éther éliminé
par distillation, le résidu repris par l'eau, chauffé quelques
minutes jusqu'à l'ébullition avec de l'oxyde de zinc et filtré
chaud. Les cristaux formés après refroidissement, séchés,
repris par l'eau bouillante, filtrés, recristallisés et séchés à
l'exsiccateur.

Séchés à 110°, les cristaux perdent (moyenne de deux analyses) 1,18 p. 100 de leur poids d'eau de cristallisation ;
chauffés à blanc, ils perdent 73,22 p. 100 de leur poids
primitif et contiennent par conséquent 26,78 p. 100 de zinc
(théoriquement 26,67 p. 100).

Il s'agit donc du lactate de zinc avec trois molécules
d'eau de cristallisation $(C_3H_5O_3)_2Zn3H_2O$ et non du sel de
l'acide paralactique.

b). Le *produit de la distillation* est redistillé jusqu'à
moitié de son volume ; ce dernier est redistillé de même,
sursaturé de carbonate de potasse. La couche d'alcool qui
se forme à la surface du liquide, séparée à la pipette et
séchée par la potasse caustique.

La distillation fractionnée de ce liquide donne un alcool
dont la plus grande partie bout entre 78 et 80° ; il s'agit
probablement d'un mélange d'alcool éthylique et propy-
lique.

Dans une autre analyse nous avons, à côté de l'acide lactique, isolé aussi de l'acide succinique dans le résidu de la
distillation.

Vues les circonstances relatées plus haut, dans lesquelles
ce microbe avait été rencontré dans l'intestin, nous avons
pensé qu'il serait intéressant de rechercher si, introduit

dans le tube digestif de l'animal, il y provoquerait des accidents morbides.

Voici ce que nous avons pu constater. Chez le lapin, des cultures diluées dans l'eau stérilisée injectées dans le rectum, dans l'estomac à l'état normal, ou préalablement neutralisées avec une solution de 5 p. 100 de carbonate de soude, ne provoquent aucun désordre appréciable.

Chez le lapin et le cobaye, les injections hypodermiques restèrent toutes sans résultat ; de même chez le lapin, l'injection intra-veineuse.

Chez le cobaye, nous avons pu produire une péritonite mortelle par l'injection de 10 grammes de culture diluée dans la cavité péritonéale ; le liquide visqueux que contenait le péritoine renfermait une grande quantité de bacilles dont l'identité a pu être constatée par réinoculation sur gélatine.

De nos essais nous concluons : 1° Le microbe que nous venons de décrire n'est pas identique au *Bacterium coli commune*, au bacille Finkler-Prior, au *Bacterium lactis aerogenes*, à aucun bacille de l'intestin décrit antérieurement ou dans le dernier travail de Macfadyen, Nencki et Sieber ;

2° Il offre une grande ressemblance avec un des bacilles de la strumite décrits par Tavel, en ce qu'il présente la même mobilité dans les cultures fraîches sur l'agar sucré, se développe avec la même rapidité, donne des cultures à peu près semblables et ne liquéfie pas la gélatine ; il s'en distingue par sa forme plus allongée et par une action pathogène moindre ;

3° Il ne décompose pas ou presque pas l'albumine ;

4° Il se développe dans l'amidon sans saccharifier cette substance ;

5° Il décompose le sucre en formant de l'acide carbonique, de l'acide lactique avec trois molécules d'eau de cristallisation, de l'acide succinique et de l'alcool ;

6° Il est essentiellement *aérobie* et ne se développe qu'imparfaitement à l'abri de l'air ;

7° Il ne produit pas d'inflammation de l'intestin chez l'animal et semble être peu pathogène pour le lapin et le cobaye.

Il semblerait que certaines affections de l'intestin (chez l'homme) pouvant même avoir une issue fatale seraient produites par des microbes autres que ceux déjà décrits comme déterminant des affections de ce genre : il est à remarquer toutefois que ce microbe ne produit pas chez l'animal des symptômes analogues. Enfin, fait à noter, ce microbe plutôt aérobie s'était développé en grande quantité dans l'intestin grêle.

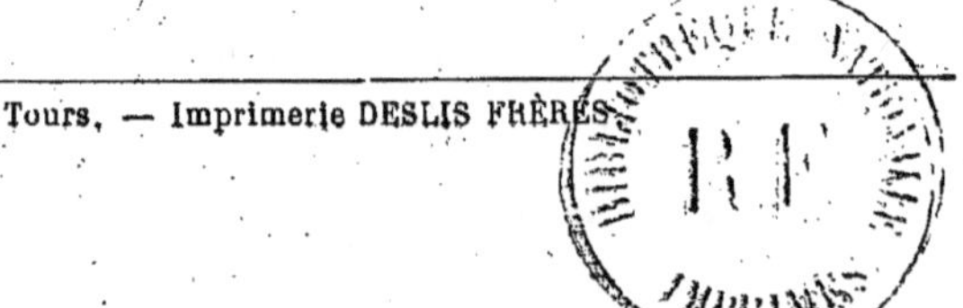

Tours. — Imprimerie DESLIS FRÈRES

9 782329 118161